ÉTUDE

SUR LE TRAITEMENT ET LA CURABILITÉ

DE LA

PHTHISIE PULMONAIRE

PAR

THIERCELIN

DOCTEUR EN MÉDECINE DE LA FACULTÉ DE PARIS,

Chevalier de la Légion d'honneur.

Prix : 1 fr. 50 c.

PARIS

OFFICE MÉDICAL ET PHARMACEUTIQUE DE FRANCE

r. Git-le-Cœur, 6, quartier de l'Ecole de Médecine,

ET DANS TOUTES LES LIBRAIRIES DE MÉDECINE.

1859

ÉTUDE

SUR LE TRAITEMENT ET LA CURABILITÉ

DE LA

PHTHISIE PULMONAIRE

ÉTUDE

SUR LE TRAITEMENT ET LA CURABILITÉ

DE LA

PHTHISIE PULMONAIRE

PAR

THIERCELIN

DOCTEUR EN MÉDECINE DE LA FACULTÉ DE PARIS,

Chevalier de la Légion d'honneur.

PARIS

OFFICE MÉDICAL ET PHARMACEUTIQUE DE FRANCE

rue Gît-le-Cœur, 6,

ET DANS TOUTES LES LIBRAIRIES DE MÉDECINE.

1859

INTRODUCTION

GÉNÉRALITÉS SUR LA PHTHISIE ET SON TRAITEMENT.

On désigne sous le nom de phthisie pulmonaire, la tuberculisation des poumons. La question de savoir si les tubercules sont les produits d'une sécrétion morbide particulière, s'ils proviennent de dépôts de sang vicié dans les tissus, s'ils se développent dans un point ou dans un autre des organes de la respiration, si ceux du mésentère, du foie, des méninges, etc., sont de même nature, si les engorgements des ganglions lymphatiques, les scrofules, le rachitis, ne sont que des manifestations variées de la même maladie, dans ses phases diverses, cette question, dis-je, si complexe, m'éloignerait trop du but que je poursuis, pour que j'en entame la discussion. Je veux seulement examiner les principaux traitements institués contre cette affection, pour en faire ressortir la valeur de celui que je conseille. Pourtant j'espère déduire, de l'examen de l'origine et de la marche de la maladie, ainsi que des succès divers obtenus par son traitement :

1° Qu'il n'existe pas, à proprement parler, de diathèse tuberculeuse ;

2° Que la phthisie est une maladie *sui generis,* bien distincte de toutes celles qui l'accompagnent souvent ;

3° Que son siége primitif est dans les capillaires de l'artère pulmonaire ;

4° Enfin que, d'après le rapport existant entre les guérisons dues à la médecine et les guérisons spontanées, toutes les méthodes employées jusqu'à ce jour sont encore bien incomplètes et bien insuffisantes.

Tous les ouvrages ayant trait à la phthisie ne parlent que vaguement et sans paraître y attacher une grande importance des changements de climats, des voyages sur mer, de l'influence de l'air marin, etc. Or, éclairé que je suis par une pratique navale de près de six années ; instruit par la constance de l'amélioration survenue dans l'état des malades par le seul fait du déplacement, encouragé aussi par des guérisons évidemment dues au séjour des phthisiques sur des navires en cours de voyage, j'ai déduit de mes observations les propositions suivantes comme base de tout traitement :

1° Émigration dans des contrées plus favorables ;

2° Vie à la mer pendant un temps suffisamment prolongé ;

3° Séjour sur le littoral de la mer dans des conditions données ;

4° Inhalations de l'air marin tenant en suspension l'eau de mer pulvérisée et pénétrant dans les bronches sous une pression supérieure à celle de l'atmosphère.

Il est bien entendu que, par ces prescriptions en partie hygiéniques, je ne prétends pas affranchir les malades des médications dirigées tant contre la maladie elle-même que contre celles qui la compliquent. Je veux seulement démontrer que, dans l'état actuel de la science, tous les traitements, *si habilement dirigés qu'ils soient*, sont la plupart du temps impuissants, tandis qu'ils deviendront faciles et très-souvent heureux, si on se place d'abord dans les conditions que je considère comme les plus aptes à favoriser leur action.

ÉTUDE

SUR LE TRAITEMENT ET LA CURABILITÉ

DE LA

PHTHISIE PULMONAIRE

CHAPITRE PREMIER.

Causes.

§ 1er. — *Causes prédisposantes.*

Les causes prédisposantes sont congénitales ou acquises.

Les premières, dues à la constitution, au tempérament, à l'hérédité, etc., sont les plus graves.

Que n'a-t-on pas conseillé contre elles ! Allant même au delà de leur pouvoir, les médecins ont proposé de réglementer le mariage. Comme si la loi n'était pas elle-même impuissante à empêcher des unions appelées à propager une population maladive et dévouée à une mort prématurée. Aussi l'enfant né malgré la faculté, porte le cachet de sa souche ; il souffre la peine du péché originel ; il doit à ses parents un thorax trop étroit, le sternum en carène, la saillie des clavicules ; des os mal agencés et sans force, une constitution si chétive enfin, qu'on pourrait prédire la maladie presqu'à coup sûr. Mais son tempérament lymphatique exagéré lui donne la beauté de l'enfance ; il est frais, blanc et rose ; sa peau fine et transparente, ses yeux bleus, ses cheveux soyeux, en font pour la famille l'objet d'un culte particulier, si bien, qu'on se garde des conseils du médecin : « Les remèdes le tueraient, » dit-on. Et pourtant sous les roses de ce teint, on pourrait déjà entrevoir les ulcères des scrofules ; derrière ces côtes à courbure vicieuse, on marquerait la place des futures cavernes ; à travers cette santé d'un jour, on pourrait voir l'impitoyable maladie enlevant à l'amour de sa mère cet enfant si bien doué, si intelligent, si savant déjà. Et cependant si le médecin était consulté, il pourrait quelquefois prévenir, et toujours au moins retarder l'invasion de la maladie.

C'est le très-petit nombre des enfants qui naît dans l'aisance et dont on peut surveiller la santé. Pour la grande majorité, les soins ne viennent que lorsque la maladie est déclarée, qu'elle est déjà grave, que souvent même elle est incurable. Aux prédispositions congénitales viennent donc se joindre les prédispositions acquises, et les dangers s'accroissent à mesure que la victime s'avance dans la vie. A l'enfance s'impose la misère des parents, malpropreté, maison humide, rue étroite et le reste. Quelle plante pousserait où végète l'enfant pauvre des grandes villes !

Dans l'adolescence, le travail forcé, la profession qui prive d'air et de soleil, celle qui asphyxie avec des flots de poussière, une alimentation insuffisante et malsaine, des vêtements sordides, les excès de tous genres viennent greffer sur des constitutions déjà misérables, les germes les plus funestes. Enfin l'âge mûr arrive ; c'est le temps du travail soutenu, des soucis du ménage, des affections morales, de la prévision du lendemain. Où sont les forces acquises pour suffire à tant de besoins? Elles font défaut, le plus souvent. La tâche est lourde, mais la maladie se déclare alors qu'on s'était à peine mis à l'œuvre pour la commencer.

Si donc il est facile d'instituer un traitement préventif dans la classe aisée, si des caverneux même peuvent vivre longtemps, grâce aux soins incessants dont on les entoure, grâce à la facilité qu'on a de les dépayser, de les conduire sous un ciel plus clément, que d'impossibilités se dressent devant la classe pauvre! Heureux du moins les pauvres des campagnes; ils respirent de l'air pur; leurs rudes travaux remédient aux vices de leur constitution; ils échappent aux mille prédispositions qui ne manqueraient pas de les assaillir dans les grands centres de population. Aussi y rencontre-t-on relativement peu de phthisiques. Mais qu'ils sont à blâmer ceux qui abandonnent ce bonheur modeste pour les joies factices des grandes villes! pour un gain toujours moindre que les dépenses; pour de belles robes, cachant si souvent les stigmates de la maladie!

Les maladies antérieures prédisposent à la phthisie, par cela seul qu'elles affaiblissent la constitution; mais on doit signaler surtout les phlegmasies de la poitrine (pleurésie, pneumonie, bronchite, etc.). Une d'entre elles pourtant fait quelquefois exception, c'est l'emphysème; en effet, quand elle est peu intense, elle peut devenir un préservatif par cela même qu'elle distend les vésicules pulmonaires.

La syphilis, les scrofules, le rachitis prédisposent, au contraire, d'une manière toute spéciale à la phthisie et étendent leur funeste influence sur plusieurs générations. On redoute aussi les fièvres éruptives (rougeole, scarlatine, etc.), à cause de l'obstacle momentané qu'elles apportent à la respiration complémentaire de la peau.

Enfin, cette maladie peut se déclarer d'emblée, pour ainsi dire, en l'absence de toute prédisposition connue. Alors même, contrairement à ses habitudes, elle revêt parfois la forme aiguë. On lui a donné dans ce cas le nom pittoresque de phthisie galopante. Hâtons-nous de le dire, les cas de cette nature sont rares.

§ 2e. — *Cause essentielle.*

Dans l'inspiration la poitrine se dilate et l'air extérieur pénètre dans les bronches en vertu de la différence de pression, s'y mêle à l'air qui y est déjà contenu ; puis vient une expiration qui chasse une partie du mélange, et ainsi de suite jusqu'à la cessation de la vie. Une certaine quantité d'air se renouvelant sans cesse, circule donc constamment en formant divers courants dans les voies aériennes, jusqu'aux petites cellules nommées vésicules pulmonaires ; et, là, cet air échauffé, dilaté, mêlé à de la vapeur d'eau et à des émanations organiques, se trouve en contact immédiat avec la muqueuse vésiculaire. Mais à l'autre face de cette membrane afflue le sang veineux par les mille divisions de l'artère pulmonaire. Que se passe-t-il alors? Un phénomène d'endosmose, une action intime dont il est difficile de se rendre exactement compte, mais qui produit un effet immédiat. Au contact de l'air, le sang noir devient rutilant. Une réaction chimique a eu lieu. L'oxygène s'est combiné avec l'hématosine des globules. Il y a eu oxydation. Cette combinaison n'est du reste que passagère, et ces globules, après avoir parcouru l'arbre artériel, perdent leur couleur rosée pour se retrouver bruns dans les capillaires veineuses. C'est pendant ce trajet que s'opèrent la combustion du carbone et la production de l'acide carbonique. Or, comme on le sait, l'hématose ou l'oxydation des globules est un acte indispensable à la vie. Suspendez-la quelque temps chez un animal, et il ne tarde pas à mourir asphyxié. Mais pour que cet acte s'exécute complétement, les vésicules doivent être libres de toute impureté et d'une dimension suffisante ; l'air doit y pénétrer et en sortir facilement. Il faut qu'il filtre sans effort à travers la muqueuse, et qu'une fois son imprégnation effectuée, il s'échappe vite pour faire place aux nouvelles molécules qui vont contribuer à leur tour au grand œuvre de la transmutation. Si donc, par une cause quelconque, la fonction s'exécute mal, la conséquence prochaine de la lésion fonctionnelle sera la lésion organique.

Maintenant rappelons encore un fait que tout le monde connaît ; à savoir, que la quantité de sang hématosé varie selon l'âge, le sexe, la constitution, le climat, etc., que par suite, aussi varient et la quantité de carbone brûlé, et celle d'acide carbonique expiré. On sait, par exemple, que la plus grande combustion relative correspond à l'époque de la vie où l'individu se développe le plus, aux climats les plus froids, aux pressions barométriques les plus faibles. Mais dans tous les cas il faut, pour que la santé ait des conditions de stabilité, qu'il existe une juste proportion entre le sang et l'air qui doivent se rencontrer pendant un temps déterminé. Pour qu'un globule change de couleur, il doit être imprégné d'oxygène. Or, je suppose que, par suite d'un obstacle quelconque à la respiration, il n'entre dans les vésicules que les neuf dixièmes de ce qu'il faut d'oxygène pour artérialiser tous les globules, nécessairement il restera un dixième des globules non modifié. Ces globules bruns peuvent à la rigueur, je le sais, passer des capillaires artérielles dans celles des veines pulmonaires, mais ils peuvent aussi, ils doivent même en général s'arrêter dans les premières. Si peu qu'il en reste, dans un temps donné, on peut admettre que, les mêmes causes amenant les mêmes effets, à un globule s'ajoutera un globule, puis un autre et un autre encore, si bien qu'un jour, il y aura infiltration, puis granulations grises, puis enfin tubercules à l'état rudimentaire.

La seule cause déterminante de la phthisie, cause essentielle, immédiate, serait donc, d'après cette manière de voir, l'insuffisance de l'oxygène chargé d'artérialiser les globules du sang veineux.

On a déjà attribué la phthisie à l'insuffisance de l'expiration, et de l'expansion des vésicules pulmonaires, ainsi qu'à l'accumulation du carbone dans le sang. Ces deux opinions ne me paraissent pas embrasser la totalité des phénomènes, mais elles sont toutes deux dans la vérité, en ce qu'elles signalent, la première, une des conditions les plus fréquentes du manque d'artérialisation ; l'autre, l'effet le plus immédiat qui en résulte, à savoir, l'excès de carbone.

CHAPITRE SECOND.

Conditions diverses de l'invasion de la phthisie.

En analysant les phénomènes de la respiration dans les diverses conditions où elle s'exécute, nous verrons en découler non-seulement la preuve de l'assertion émise dans le précédent chapitre, mais aussi des indications de traitement toutes naturelles.

§ 1er. — *Influence de la température.*

Les habitants des pays chauds consomment moins d'oxygène que ceux des pays froids ; or, si cette consommation varie selon la température, la disposition anatomique des organes respiratoires doit varier aussi, de manière à ce que leur capacité soit en harmonie avec la quantité d'oxygène qu'ils doivent recevoir. L'équilibre existant, il n'y a nulle raison pour que les phthisiques soient en plus ou moins grand nombre dans les pays chauds que dans les pays froids. Autre chose doit survenir quand il y a déplacement. Un homme est né, a vécu longtemps, ou au moins il s'est acclimaté dans un pays chaud, et il passe brusquement dans une région beaucoup plus froide. Il devra, pour continuer à jouir de la plénitude de sa santé, consommer plus d'oxygène. Mais ses vésicules sont disposées pour une moindre consommation, et à moins d'une modification immédiate, il y aura, chez cet homme, excès de sang veineux, stase des globules dans les capillaires, prédisposition spéciale à la phthisie ; et si cet émigrant porte déjà les germes de la maladie, on conçoit avec quelle rapidité, avec quelle gravité elle se développera ! Supposons maintenant l'habitant du pays froid opérant le déplacement inverse. Son organisme peut hématoser plus de sang qu'il n'a besoin d'en transformer ici, et s'il était bien portant au départ, son voyage le place dans une condition meilleure encore. Il pourra peut-être contracter par ce fait d'autres maladies, mais la phthisie jamais. Que si au contraire il était déjà tuberculeux, et même dans un état assez avancé, sa nouvelle condition lui devient favorable. En effet, si tout son sang veineux est bien hématosé, l'affection peut s'enrayer, si les globules stationnaires peuvent être remis en circulation, grâce à l'excès relatif d'oxygène, la résolution peut s'opérer, la maladie diminuer d'abord, et enfin disparaître.

Ainsi se trouve justifié tout naturellement le conseil du changement de climat ; ainsi tombe en même temps l'objection spécieuse faite contre ce précepte, sous le prétexte qu'il y a partout des phthisiques, et que partout la maladie fait des victimes. Le phthisique du Nord peut guérir dans un pays tempéré, celui du pays tempéré dans un pays plus chaud, et ainsi de suite jusqu'à la zône torride. La vertu préventive et curative du climat n'est donc que relative et ne s'applique qu'à ceux qui ont contracté la maladie dans un pays plus froid que celui où ils iront chercher la guérison.

Cette efficacité de la chaleur est si réelle que, quel que soit le degré de gravité de l'affection, les malades en éprouvent toujours un certain bénéfice. Quelques-uns alors se prennent d'une vive affection pour un exil qui leur promet encore de beaux jours; seulement ils s'étaient décidés trop tard à émigrer. L'amélioration n'est que passagère. Le mal reprend bientôt le dessus, et poursuit sa marche fatale. D'autres, croyant de suite à une guérison qu'ils désirent, se hâtent de revenir dans leur pays, pour y subir de nouveau la funeste influence du froid, et en mourir avec une effrayante rapidité. Mais, de ce que cette prescription est mise en œuvre incomplétement ou trop tard, s'ensuit-il qu'on doive la condamner comme inutile? Certainement non, pourtant on le fait bien souvent.

§ 2e. — *Influence de la pression atmosphérique.*

Si maintenant nous examinons l'influence de la pression, nous aurons aussi des remarques importantes à faire. La phthisie se rencontre à toutes les latitudes, et si elle est rare dans certains pays de montagnes, d'autres points aussi élevés fournissent un contingent considérable de malades. Si donc quelques pays très-élevés jouissent d'une certaine immunité, il faut l'attribuer à l'ensemble de leurs conditions hygiéniques, à la pureté de l'air, à la direction des vents, etc. Mais parce que les habitants d'une montagne sont à l'abri de la phthisie, est-ce une raison pour y conduire les malades et croire à leur guérison prochaine? Je ne le pense pas. Un poumon acclimaté à une pression quelconque, reçoit dans un temps donné une certaine dose d'oxygène. S'il respire sous une pression plus forte, il lui en faudra un volume moindre, puisque le fluide est plus dense; mais si la pression diminue, il lui en faudra un plus grand volume, sous peine de n'avoir pas tous ses globules hématosés. C'est si vrai que l'homme, à mesure qu'il s'élève, a besoin de faire plus d'efforts pour respirer. Il éprouve de la dyspnée ; ses vésicules deviennent relativement trop étroites. L'altitude produit donc sur l'hématose le même effet que le froid. La pression agit comme la chaleur. De là l'avantage pour les phthisiques de l'habitation sur les bords de la mer, de leur séjour même dans les profondeurs des mines, malgré toutes les mauvaises influences auxquelles ils sont soumis.

Considérant la question sous un autre point de vue, on peut, dans certains cas, obtenir de bons résultats de la rareté de l'air, en ce qu'elle impose aux poumons une gymnastique salutaire. Mais si une telle pratique est parfois heureuse, il n'en est pas moins vrai qu'on joue gros jeu à la prescrire, et que souvent on aggrave le mal qu'on voulait guérir. En tous cas, une fois les tubercules ramollis, à plus forte raison, quand les cavernes existent, le séjour dans l'air rarefié est funeste ; on ne va sur les montagnes que pour y mourir plus vite.

On peut donc formuler pour la pression atmosphérique une loi analogue à celle de la chaleur. Elle n'influe pas sensiblement sur la production de la phthisie ; et une fois la maladie déclarée, l'amélioration ne devra être en général demandée qu'à un air de plus en plus dense.

Si la dimension de ce travail me le permettait, je citerais, en faveur de la chaleur et de la pression, des faits nombreux et irrécusables. Je suis forcé de résister au désir que j'en ai, faute d'espace. Mes confrères y suppléeront sans peine. Qui ne citerait, en effet, quelques exemples de gens du Midi qui sont venus contracter une phthisie en Europe, et que le retour dans leur patrie a complétement guéris? Quelques-uns étaient en si grand danger, qu'on n'osait plus leur conseiller un voyage. Ils devaient mourir au premier pas. Il n'en était rien pourtant. La santé revenait avec la chaleur, avec le soleil, et par le fait même de ce voyage sur mer tant redouté.

§ 3e. — *Influence des villes, des poussières, des maladies, etc.*

Ai-je besoin de m'appesantir sur l'influence du séjour dans les grands centres de population, sur celle des poussières respirées, des maladies, etc.? Dans toutes ces conditions, c'est le même résultat qui se produit, la diminution de l'hématose.

Villes : De l'examen des statistiques, on conclut que l'agglomération des populations favorise singulièrement le développement de la phthisie. Or, si on passe en revue toutes les mauvaises conditions qui pèsent sur les populations agglomérées, on remarque qu'en définitive elles n'agissent qu'en donnant pour aliment à la respiration de l'air en quantité insuffisante, ou d'une impureté manifeste. Par contre, l'influence opposée doit être attribuée aux campagnes où règnent l'aisance, la constance dans les habitudes, la régularité dans tous les actes de travail et de plaisir, la pureté des mœurs et surtout la pureté et l'abondance de l'air respirable.

Poussières : Quand la poussière est entraînée dans les bronches par l'inspiration, elle s'arrête sur la muqueuse, la tapisse, l'obstrue, y forme quelquefois même un enduit dur et pierreux. Elle l'encloue, comme disait, il y a quelques jours, M. Bouchardat dans une de ses leçons. L'air ne traverse plus cette membrane qu'avec difficulté. L'hématose devient de moins en moins complète, et la phthisie se joint au cortége de toutes les maladies qui peuvent survenir.

Maladies : Dans les scrofules, c'est le ganglion engorgé qui gêne le contact du sang et de l'oxygène. Dans les bronchites, l'obstacle vient, et du gonflement de la muqueuse, et des produits de sa secrétion.

D'ordinaire, toutes ces causes agissent lentement, par petits coups successifs. C'est ce qui explique la marche habituellement lente de la maladie. Quelquefois même elle s'arrête sans qu'on puisse bien en apprécier la cause. Certains individus vivent ainsi assez longtemps avec une phthisie latente, dont ils ne soupçonnent pas même l'existence. Si alors les circonstances de leur vie changent, si leur hygiène s'améliore, s'ils quittent une profession nuisible, si leur poitrine se développe, s'ils arrivent à l'âge où la consommation de l'oxygène diminue, et que l'équilibre puisse s'établir entre la quantité qui leur est indispensable et celle que peuvent recevoir leurs vésicules pulmonaires, ils peuvent guérir, en conservant des dépôts crétacés, restes de tubercules résorbés, ou même avec des cavernes cicatrisées.

Dans tous les cas, quelles que soient les causes prédisposantes, de quelque nature que soient les influences qui modifient l'évolution de la phthisie, *la cause immédiate* et essentiellement déterminante est toujours la même. C'est, comme je l'ai déjà dit, l'insuffisance de l'artérialisation des globules. Si donc nous pouvons, soit en forçant le poumon à recevoir tout l'air qui lui est nécessaire, soit en le plaçant dans des circonstances telles qu'une quantité moindre lui suffise, soit enfin en modifiant le sang de manière à le rendre plus sensible à l'action de l'oxygène, si nous pouvons, dis-je, compléter l'artérialisation, nous pourrons guérir la phthisie. De là les indications suivantes :

1° Enlever le malade à l'influence des causes prédisposantes ;

2° Le placer dans des conditions telles que la somme de respiration possible par ses organes malades soit suffisante à l'entretien de la vie ;

3° Guérir les désordres organiques qui existent.

A la première indication répondent le changement de climat, d'habitudes, de profession, etc., et le traitement des maladies concomitantes.

A la seconde, encore le changement de climat, de telle sorte que moins d'air soit nécessaire, et une médication auxiliaire de l'oxygénation.

A la troisième, une médication variant de nature et d'énergie, selon l'intensité et la nature des lésions organiques.

Là est le seul traitement que je considère comme rationnel; de la stricte fidélité qu'on mettra à le suivre, dépendront les succès qu'on obtiendra.

CHAPITRE TROISIÈME.

Principaux agents hygiéniques et thérapeutiques employés contre la phthisie.

Avant de formuler le traitement, je dois examiner séparément les divers agents thérapeutiques auxquels on fait ordinairement appel et les divers conseils hygiéniques qu'on donne le plus souvent, afin de savoir au juste ce que je pourrai demander à chacun d'eux.

§ 1er. — *Agents thérapeutiques.*

1° *Emissions sanguines :* Devant affaiblir encore des malades déjà trop faibles, les émissions sanguines ne peuvent être employées que bien rarement, même pour traiter les maladies intercurrentes;

2° *Révulsifs cutanés :* Affaiblissement du malade, surexcitation du système nerveux, amaigrissement, tels sont les résultats de l'abus, quelquefois même de l'emploi modéré des révulsifs. Donc, en regard de l'amélioration qu'ils peuvent produire dans l'état des poumons, on doit toujours craindre qu'ils ne déterminent de l'aggravation dans l'état général;

3° Je ne parlerai des tisanes pectorales, émollientes, adoucissantes, etc., que pour mémoire, et pour rappeler leur peu d'efficacité;

4° *Narcotiques :* Destinés surtout à combattre la douleur, à calmer la toux, à provoquer le sommeil, les narcotiques, et en particulier l'opium, laissent séjourner les crachats dans les bronches, et ne peuvent être considérés que comme des palliatifs dangereux. On ne les prescrit guère qu'alors qu'on n'attend plus rien de la médecine rationnelle;

5° *Toniques :* Les toniques astringents, le fer en particulier, sont quelquefois indiqués. Mais on doit toujours se souvenir que les hémoptysies suivent souvent l'administration des martiaux;

6° *Huiles :* La maigreur, dépendant d'une nutrition incomplète, d'un excès de sécrétions et d'excrétions (crachats, sueurs, diarrhée, etc.), est combattue quelquefois avec succès par les aliments analeptiques, le bon vin, et surtout par les graisses. Les huiles de foie de morue, de raie, de baleine, l'huile iodée, etc., agissent-elles seulement en replaçant dans les loges du tissu cellulaire les globules graisseux que l'économie y tenait naguère en réserve? ou bien doivent-elles leur efficacité à la petite quantité d'iode qu'elles contiennent? On l'ignore. Toujours est-il que leur utilité est incontestable. Malheureusement tous les malades ne les prennent pas avec la même résignation; tous les estomacs ne les supportent pas également bien. Quand elles sont bien digérées, elles aident à vivre et donnent même un peu d'embonpoint. Mais de leur action à celle d'un spécifique, il y a bien loin. Du reste, comme l'huile, pour s'assimiler, doit préalablement se transformer en mucilage, on devra toujours l'administrer sous cet état;

7° *Balsamiques :* La fréquence et l'opiniâtreté des inflammations des bronches ont dû conduire à l'emploi des balsamiques, comme le goudron, les bourgeons de sapin, la térébenthine, le benjoin, la créosote, le baume de tolu, etc. Si en même temps qu'on diminue la toux et la bronchorrhée, on change avantageusement les conditions d'existence, on peut arriver à de l'amélioration, quelquefois même à la guérison ;

8° *Eaux sulfureuses :* Les eaux sulfureuses naturelles agissent aussi contre les catarrhes pulmonaires et les bronchorrhées qui en résultent. Elles favorisent les exhalations pulmonaires et cutanées ; elles redonnent de l'appétit, facilitent les digestions, enfin constituent un des meilleurs médicaments. Seulement, pour produire tout leur effet, elles doivent être administrées sur place et dans une saison convenable;

9° *Chlore :* Les ouvriers qui vivent constamment dans une atmosphère imprégnée de chlore sont, dit-on, à l'abri des atteintes de la phthisie. On ne conçoit cette préservation due à un aussi puissant excitant, qu'en admettant que cette excitation, en se prolongeant, rend les bronches moins sensibles et les met à l'abri des inflammations, ou bien encore parce qu'elle substitue à une maladie chronique une maladie dont l'acuité même rend la guérison plus facile. A côté du peu de bien que le chlore est capable de faire, que d'accidents graves ne peut-il pas provoquer ! C'est pourquoi, sans doute, après avoir joui d'une grande vogue, il est à peu près tombé dans l'oubli.

10° *L'iode* et le brôme doivent agir de la même manière que le chlore et ne peuvent être considérés que comme des substitutifs, utiles quelquefois, dangereux presque toujours. J'ai vu employer les inhalations d'iode pour un certain nombre de malades. Or, j'ai très-rarement pu constater des résultats réellement avantageux, et quelquefois j'ai été effrayé de la rapidité avec laquelle les symptômes paraissaient s'aggraver sous leur influence.

Pour ceux qui considèrent la phthisie comme une suite nécessaire des scrofules, l'iode est le spécifique des deux phases de la même maladie. Selon eux, l'iode agit quel que soit son état de liberté ou de combinaison, quel que soit son mode d'administration. Il doit enfin être donné à tous et toujours. Il en serait ainsi si la phthisie n'était que les scrofules du poumon, et si l'iode était sans conteste le spécifique des scrofules. Il est vrai que l'iode modifie heureusement la diathèse scrofuleuse; il est vrai qu'il produit de bons effets dans les phthisies entées sur les scrofules; mais il peut échouer aussi. Il échoue même souvent, par cela même il ne mérite en aucune façon le titre de spécifique.

Le médecin sage peut donc l'employer. Mais ses effets doivent être surveillés avec soin, et il devra y renoncer aussitôt que le danger se présentera.

11° *Phosphore :* Plusieurs médecins, conduits par des idées théoriques différentes, ont conseillé les combinaisons renfermant le phosphore. Le phosphate de chaux en particulier, seul ou contenu dans des matières animales, doit surtout trouver son emploi chez les tuberculeux qui sont en même temps rachitiques. Quant aux hypophosphites alcalins, il résulte de faits publiés et bien contrôlés, que, sans enrayer la maladie dans sa marche, ils modifient heureusement l'état général. On pourra donc quelquefois réclamer leur concours.

12° *Sel marin :* L'emploi du chlorure de sodium date de longtemps, mais il a été remis en honneur, il y a une quinzaine d'années, je crois, par un médecin (1) qui affirme lui devoir

(1) M. Amédée Latour.

un certain nombre de guérisons. Sans considérer ce sel comme spécifique plus que tout autre remède, je n'en suis pas moins disposé à lui faire un accueil exceptionnellement favorable. Et voici pourquoi :

Si on met du sang veineux en contact avec une dissolution concentrée ou avec de petits cristaux de chlorure de sodium, de sulfate ou de phosphate de soude, etc., le sang devient immédiatement rutilant, plus vite même qu'en le mélangeant avec de l'oxygène. Si après avoir fait passer un courant d'acide carbonique dans du sang artériel, jusqu'à ce qu'il ait pris une teinte très-brune, on a recours aux mêmes sels neutres alcalins, le sang reprend immédiatement ses qualités artérielles. Ce sont là des faits connus de tout le monde. Si donc un sel neutre favorise ainsi la transformation du sang, on peut admettre qu'étant introduit dans l'estomac en quantité notable, il sera absorbé, transporté dans le torrent circulatoire, et qu'il viendra en aide à l'artérialisation par l'oxygène de l'air. Je sais bien qu'on a dit que le sel agissait surtout en excitant l'appétit, en facilitant la digestion et en contribuant par suite à l'engraissement. Mais quand on voit des phthisiques, ne faisant pas usage de sel, avoir un très-grand appétit sans s'en trouver mieux; quand on se rappelle le bénéfice qu'en retirent au contraire les gens qui sont condamnés à manger presque constamment de la viande salée; quand on réfléchit à l'importance de l'action chimique du sel sur le sang, on est naturellement porté à admettre que dans la phthisie, c'est surtout à cette action spéciale qu'il doit son efficacité. Son emploi me paraît donc théoriquement rationnel, et si l'expérience parle en sa faveur, nous en ferons une des bases de notre traitement. Or, je renvoie à cet égard à ce que je dis des voyages sur mer, et en particulier de l'influence de l'eau de mer et des viandes salées sur la santé des matelots.

13° *Oxygène, respiration sous pression :* La respiration de l'oxygène pur a été conseillée, et la théorie semblait promettre des miracles de cette médication. Cependant, bien qu'un animal puisse vivre sans aucun préjudice pour sa santé, dans une atmosphère d'oxygène pur, bien que ce gaz par sa pureté même doive être un plus grand agent d'artérialisation, je ne sache pas qu'on ait fait des travaux bien suivis à cet égard. En tous cas ils ont été complétement abandonnés.

L'air comprimé doit produire du reste des effets analogues. Peut-être même que la présence de l'azote n'est pas sans importance. Il contribue à la dilatation des vésicules, et facilite par cela même l'imprégnation des globules. J'ai dans ce moment deux phthisiques auxquels, entre autres choses, je fais respirer de l'air comprimé. Un commencement d'amélioration semble se manifester, mais j'attends pour prononcer. L'appareil dont je me sers me permettrait, du reste, de joindre de l'oxygène quand et comme je le jugerais nécessaire.

14° *Respiration forcée :* La respiration forcée consiste à habituer les malades à faire de longues inspirations, ou à les obliger à dilater forcément leur poitrine en les faisant respirer dans un milieu plus rare. Elle rentre dans la gymnastique, dont je parlerai plus loin.

15° *Respiration de miasmes :* Quelle que soit l'opinion adoptée relativement à l'antagonisme des fièvres intermittentes et de la phthisie, on est forcé d'admettre que là où règnent les affections paludéennes, on rencontre relativement peu de phthisiques. Quand on rapproche ce fait de l'ancien précepte consistant à enfermer les phthisiques dans des étables dont l'air est saturé d'émanations animales; quand on constate la fraîcheur du teint des bouchers et de tous les gens qui manient souvent les viandes fraîches, n'est-on bas bien fondé à conseiller l'habitation ou au moins la fréquentation des lieux d'où s'échappent des miasmes organiques d'une certaine nature?

16° *Inhalations :* Jusqu'à ces derniers temps, les inhalations ne s'administraient que par la vaporisation à l'aide de la chaleur des substances volatiles. Ce moyen, suffisant pour les corps tels que le chlore, l'iode, le benjoin, etc., devient complétement impuissant devant les corps fixes qu'il peut être avantageux cependant de mêler à l'air inspiré. Frappé de cette insuffisance, le docteur Salles-Girons eut l'idée de réduire l'eau en poussière assez fine pour qu'elle restât suspendue dans l'air qui va fournir aux besoins de la respiration. De là l'origine des appareils pulvérisateurs de l'eau dont le premier a été exécuté, je crois, par le propriétaire des bains de Pierrefonds, et appliqué exclusivement à l'inhalation des eaux sulfureuses.

J'ai adopté pour l'usage de mes malades l'appareil fabriqué par M. Mathieu, et nommé par lui *néphogène*. Avec cet appareil, grâce surtout à deux modifications, faites à ma demande, et consistant en une prise d'air particulière, et en un manchon métallique enveloppant l'ajutage, et venant s'adapter hermétiquement sur les lèvres, je puis varier la pression de l'air inspiré, envoyer dans la poitrine un fluide dont la composition est connue, mêler l'air et le liquide dans les proportions qui me conviennent. De plus, l'eau étant réduite en poudre très-fine, et poussée avec force par l'air, a toutes chances d'arriver jusqu'aux bronches, sinon en totalité, du moins en partie notable. Enfin cet instrument est portatif, facile à mettre en jeu, et peut par conséquent être confié à toute espèce de malades. Je crois, en somme, qu'il répond à peu près à toutes les indications à remplir, et qu'il est appelé à rendre de grands services dans la pratique. C'est avec lui que mes malades respirent, en même temps que de l'air purifié et condensé, la poussière d'une dissolution saturée de chlorure de sodium, ou même la poussière d'eau de mer. De cette manière je les place dans des conditions analogues à celles des navigateurs auxquels les régions tropicales offrent tout naturellement de l'air pur, dense et imprégné de particules salines et organiques.

§ 2e. — *Agents hygiéniques.*

1° *Gymnastique :* La gymnastique, et en particulier celle des muscles thoraciques et des membres supérieurs, pratiquée à l'aide du trapèze, l'exercice modéré des organes de la phonation (chant, déclamation, etc.), l'inspiration forcée, l'usage même des instruments à vent, sont autant d'exercices qui, dirigés avec intelligence et discrétion, peuvent rendre de grands services, employés surtout au début de la maladie. Lorsque celle-ci a acquis une certaine gravité, ils sont, au contraire, proscrits par tous les médecins prudents.

2° *Emigration :* Ce que j'ai dit de l'influence du climat et de la chaleur, me dispense d'insister beaucoup sur ce précepte, devenu du reste presque vulgaire à force d'avoir été répété. Certains pays même, tels que le littoral méditerranéen de la France, quelques plages de l'Italie et de la Grèce, l'Egypte, Madère, etc., jouissent depuis des siècles d'une telle réputation d'efficacité qu'ils attirent des malades de tous les pays. Je reviendrai spécialement sur ce moyen de traitement, par la raison que 'en fais une des conditions, sinon indispensable, du moins très-importante, de la guérison. Pour le moment, je me contenterai de rappeler un exemple admirable des bienfaits de l'émigration pratiquée en masse.

Tout le monde sait que l'Angleterre est la patrie de prédilection de la phthisie. Tout le monde sait que cette maladie sévit surtout dans les villes de la Grande-Bretagne, et que là comme partout elle atteint de préférence les rangs infimes de la société. On sait aussi que l'Australie a été peuplée, en grande partie, par la classe la plus prédisposée à la phthisie, celle des pauvres et des malfaiteurs. Eh bien ! je suis resté six mois à Sidney, capitale de l'Australie, j'y ai cherché des phthisiques, et c'est à peine si j'en ai rencontré. Partout une population vivace et brillante de santé. Il y a plus : des mères, qui avaient perdu leurs enfants phthisiques et scrofuleux en Angleterre, avaient créé là-bas une nouvelle famille nombreuse et luxuriante de formes. Qu'avait donc produit l'hérédité ? Rien. Son influence avait disparu avec les circonstances prédisposantes.

Je n'ai pu faire l'observation inverse; mais elle viendrait certainement appuyer mon opinion. Elle consisterait à observer les effets du retour en Angleterre sur les Australiens bien portants. Les prisonniers libérés adoptent en général le pays d'expiation où ils ont recouvré la santé et conquis une certaine réhabilitation. Mais certainement, s'ils revenaient en Angleterre jeunes encore, si même leurs enfants venaient s'y fixer, bientôt réapparaîtraient les germes du mal dont l'émigration les a délivrés.

3° *Voyages sur mer :* De tous les phthisiques que j'ai soignés à la mer, nul n'avait atteint trente ans, nul n'avait plus de quelques mois de navigation. C'étaient en général des novices ou des pilotins de quinze à vingt ans. Je sais qu'on peut m'objecter que les phthisiques, arrivés à une période grave de la maladie, n'auraient plus été embarqués et auraient par conséquent échappé à mon observation. C'est vrai; mais j'ai vécu longtemps avec les mêmes hommes. Des trois voyages que j'ai faits, l'un a duré près de quatre ans. J'ai vu se développer pendant ce voyage des maladies de toutes sortes. Dans une relâche au Chili, j'avais quarante-sept scorbutiques, dont huit ou dix mourants, et la phthisie n'est jamais née à bord. Des jeunes gens ont été embarqués phthisiques et ils ont guéri. Pourtant aux rhumes fréquents, aux sueurs nocturnes, à l'amaigrissement, à la faiblesse, aux hémoptysies, à la matité plessimétrique, à la respiration rude et incomplète, aux craquements secs et humides, on ne pouvait méconnaître la maladie. Je me rappelle surtout un jeune mousse chez lequel les crachats nummulaires, le gargouillement, le tintement métallique, etc., m'avaient permis de constater et limiter des cavernes. Quand je me suis séparé de ces jeunes gens, ils étaient tous bien portants. Pour tous remèdes je leur avais donné de l'eau de goudron, de l'iodure de potassium et de l'huile de tête de souffleur obtenue par expression à froid. C'était bien peu comme thérapeutique; mais nous naviguions par de faibles latitudes (presque toujours sous les tropiques), par des températures moyennes qu'on ne trouve qu'à la mer, par des vents presque constants; mais ils travaillaient souvent dans le gréement; ils respiraient l'air pur de la haute mer; ils étaient nourris de viandes salées et absorbaient, par conséquent et forcément, beaucoup de chlorure de sodium chaque jour. Mais ils étaient sur le gaillard d'avant, et par cela même obligés d'aspirer l'air chargé de poussière d'eau de mer; car la mer brise presque toujours à l'avant du navire orienté au plus près, et fouette à la figure du matelot un mélange d'air et d'eau salée dont quelques parcelles au moins pénètrent jusqu'aux vésicules pulmonaires.

Les faits sont là, et voici ce qu'ils disent : si le phthisique qui prend la mer, quitte un pays froid pour croiser sous un beau ciel, sur une mer peu tourmentée, dans la région des vents constants (alisés ou généraux), sous des pressions barométriques dont les variations sont régulières et peu sensibles, par une température modérée ; si sa vie se passe surtout sur le pont, dans les enfléchures, sur le gaillard ; s'il mange des viandes salées en quantité suffisante ; s'il se donne assez d'exercice pour bien digérer ; s'il travaille assez pour développer ses membres supérieurs ; si enfin cet état de choses dure de un à deux, et mieux encore trois ans ; soyez persuadé qu'il sera bien près d'être guéri. Et plus tard, s'il ne retourne dans son pays qu'après avoir fait étapes dans des points de moins en moins chauds, afin d'habituer de nouveau, doucement et progressivement, son poumon au climat qu'il doit subir, il retournera plein de force et de santé dans sa patrie, où il serait probablement déjà mort s'il ne l'avait pas quittée.

Quelques praticiens, faisant autorité en médecine navale, pensent que, sans avoir une influence appréciable sur le développement de la phthisie, la mer en a une plutôt fâcheuse que salutaire sur la marche de la maladie. Je crois que ces médecins sont dans l'erreur, et qu'ils n'ont pas tenu assez compte des circonstances dans lesquelles se trouvaient les sujets de leurs observations. Je suppose un navire armant en France, à Toulon, par exemple, et allant faire une longue croisière dans les contrées froides et brumeuses des mers du Nord, ou bien au cap Horn, près des îles Malouines, etc. Les affections aiguës de la poitrine seront fréquentes, et la phthisie se produira comme à terre, elle aura même une évolution plus rapide. Mais alors toutes les bonnes conditions font défaut? Loin de là, tout sera une prédisposition particulière, même l'impureté relative de l'air, si le navire reste longtemps mouillé sous le vent d'une île qui lui enverra des miasmes délétères.

Il est donc bien entendu que les voyages sur mer, comme moyen prophylactique et curatif de la phthisie, devront être faits sous les tropiques, qu'ils devront être de longue durée, et que les malades devront, dans une certaine mesure, partager les travaux et la nourriture de l'équipage, par conséquent être exposés au grand air, aux projections d'eau, à toutes les péripéties, enfin, de la vie maritime, afin de jouir de tous ses avantages.

Depuis que j'ai abandonné la pratique navale, j'ai pu envoyer sur mer bon nombre de jeunes gens de dix-huit à vingt ans, chez lesquels la phthisie était confirmée et avait été constatée par des médecins en qui j'avais moi-même toute confiance. Je leur ai prescrit les voyages dans les conditions que je viens d'exposer, et, à part quelques-uns que j'ai perdus de vue, tous les autres ont éprouvé une amélioration notable. Ceux qui y sont restés assez longtemps, ont parfaitement guéri. Plusieurs sont mariés aujourd'hui et pères de familles bien portantes.

Maintenant faisons un pas de dix ou douze ans dans l'avenir; et par une suite de suppositions appelées à se réaliser, voyons ce qui pourra exister alors, ce qui très-probablement existera.

Les isthmes de Suez et de Panama sont coupés. La navigation mixte à vapeur et à voiles est adoptée par tous les navigateurs. Les pères de famille pensent que l'éducation d'un jeune homme n'est complète qu'alors qu'il a fait son tour du monde. Enfin les médecins sont d'accord sur ces points importants de thérapeutique :

1° Que la phthisie est à peu près incurable dans le lieu où elle est née ;

2° Que les déplacements de courte durée sont en général fâcheux, bien qu'ils procurent un soulagement momentané ;

3° Que le séjour sur les bords de la mer, dans des climats tièdes où l'on reste quelques mois seulement chaque année, bien que suffisant ordinairement pour combattre les prédispositions, dans la classe aisée, est impuissant contre la phthisie confirmée, et à plus forte raison quand il existe des cavernes;

4° Que la vie des grandes villes, malgré les soins dont on entoure les malades, est toujours dangereuse et souvent funeste.

Oh ! alors, une des prescriptions les plus communes sera un voyage de circumnavigation. Voici comment un de ces voyages pourra être exécuté.

Sur un navire de quatre cents tonneaux, par exemple, on place un équipage de six ou huit vieux matelots seulement, et on embarque cinquante jeunes gens phthisiques au premier degré. L'entrepont, qui doit servir de logement, n'étant que la continuation du logement des officiers, peut présenter les meilleures conditions d'aération, de propreté et de comfort. Embarqués pour reconquérir leur santé, nos jeunes gens sont par cela même soumis à un régime presque militaire. Ils ont une nourriture saine et abondante, du bon vin, du bon thé, de la viande fraîche, mais aussi un repas par jour de viandes salées. Recrutés au nord du port d'armement, ils sont dans des conditions favorables, même avant de prendre la mer. La nécessité d'exercer ces jeunes bras fait préférer la navigation à la voile et réserver le charbon pour les plus pressants besoins. Partis de Toulon, ils parcourent la Méditerranée dans son grand diamètre, en atterrissant de temps en temps, mais aussi en observant la consigne qui les rappelle à bord tous les soirs, et en se contentant d'excursions dans les campagnes qui bordent la mer. Ils arrivent ainsi à l'isthme ou plutôt au canal de Suez qu'ils franchissent rapidement. Une fois dans les mers de l'Inde, ils se contentent de jeter un coup d'œil rapide sur les îles de la Sonde, et s'engagent bientôt dans le détroit de Torrès. Que de choses à visiter, à explorer, à étudier dans ces parages éloignés! Terres nouvelles, végétation inconnue, habitants sauvages; tout inspire de l'intérêt, tout demande une étude particulière. Avec quelques précautions et quelque adresse de la part du chef de l'expédition, tout se fait vite et sans dangers. C'est la seule partie du voyage qui réclame des connaissances nautiques spéciales et qui présente quelques difficultés d'exécution. Une fois dans l'Océan pacifique, on est sauvé et on se dispose à faire des croisières dans des sens divers. Tout le réclame. La nécessité où l'on est de passer un certain temps à la mer pour arriver à la guérison, la beauté du ciel, le calme des eaux, la douceur de la température et le grand nombre d'îles à visiter. L'itinéraire peut varier ici à l'infini, soit qu'on veuille aller passer quelques jours en relâche sur des terres presque françaises, aux Marquises ou à Taïti; soit que, préférant le nord, on veuille faire connaissance avec les Kanakas d'Onolulu. En tous cas, c'est dans l'Océan pacifique qu'on s'arrêtera le plus longtemps, et l'on doit toujours donner la préférence à la zone tropicale où se trouve actuellement le soleil. Quand le voyage s'est assez prolongé, quand le médecin juge que la santé de ses convalescents permet le retour, on gagne le canal de Panama, qu'on traverse en toute hâte pour éviter les atteintes de la fièvre jaune et de la dyssenterie. Quelques jours plus tard, on est dans l'Atlantique, et bientôt, après avoir visité les Canaries où l'on peut passer quelques jours, on mouille à l'île de Madère. Madère, renommée par la salubrité de son climat, réclame un séjour assez prolongé. Toute la population du navire doit y être débarquée et installée pour y vivre plusieurs mois peut-être. C'est là que le médecin juge des avantages obtenus pendant le voyage. C'est pour les jeunes gens une espèce d'acclimatation à la vie de terre. C'est un moyen terme entre la vie qu'on vient de pratiquer et celle qu'on va bientôt reprendre. Après un séjour suffisant sur cette île de prédilection, on revient en France avec une santé complétement restaurée. En tout, le voyage a duré deux ans. Croit-on que ces deux années ont été perdues, à part le bénéfice acquis par la constitution de nos anciens malades? La vocation des voyages, de la profession de marin, s'est développée chez quelques-uns; pour d'autres, les idées commerciales se sont agrandies; un horizon plus vaste s'est ouvert pour celui qui veut étudier les sciences naturelles; que dirai-je enfin qui n'ait été senti par tout le monde? l'homme moral s'est formé en même temps que l'homme physique se régénérait. Notez que c'est à peine si le médecin a eu à faire de la médecine pendant ce long voyage. Il favorisait l'action des agents naturels, du milieu ambiant, et voilà tout. Il donnait des conseils hygiéniques, et ses médicaments sont restés dans ses coffres.

Combien il en eût été autrement si ces cinquante jeunes gens étaient restés dans leurs familles! Entourés de soins, de prévenances, à l'abri des courants d'air, enveloppés de couvertures chaudes et de flanelle, les deux années écoulées, dix ou vingt seraient déjà morts. Et les autres? couverts de vésicatoires, ou portant au moins un cautère au bras et un autre à la poitrine, ils seraient arrivés au dernier degré de la maigreur possible. Leur toux caverneuse résisterait à tous les balsamiques, à tous les opiacés du monde. Ils ne pourraient faire un pas sans craindre la suffocation, et se décideraient, en désespoir de cause, à se laisser traîner aux Pyrénées où les fossoyeurs les attendent.

Voilà pourtant ce qui est et ce qui pourrait être. D'un côté, la guérison, la vie facile et agréable, l'instruction, l'agrandissement de l'horizon intellectuel, mille avantages enfin, au prix d'une séparation momentanée, au prix d'une gymnastique modérée mais obligatoire, d'une discipline un peu rude mais juste et salutaire, au prix de la vue parfois monotone mais toujours grandiose et souvent variée de la mer, au prix du sacrifice de quelques milliers de francs ; de l'autre, une vie de douleurs incessantes et s'aggravant tous les jours, les soins d'une mère, c'est vrai, mais aussi ses pleurs, son espoir déçu et bientôt son désespoir. Après cette vie courte et souffreteuse, la mort à la fleur de l'âge, avant d'avoir connu les joies de la vie, ou, ce qui est pis encore, après en avoir effleuré la coupe du bout des lèvres, assez pour laisser des fils qui, eux aussi, mourront phthisiques comme leurs pères.

Si les voyages sur mer constituent un des meilleurs moyens de guérir la phthisie, des navires devraient donc être convenablement agencés et équipés pour cet objet. Il en devrait partir chaque année quelques-uns de nos ports du midi ; et les médecins, en présence de l'impuissance si fréquente de la science actuelle, devraient confier à ces voyages une guérison qui leur échappe si souvent. Je me garderai bien de nommer un pareil navire, *navire hôpital*, car l'hôpital, surtout celui des grandes villes, où s'entassent quatre ou cinq étages de malades, n'est que l'*ensevelissoir* des phthisiques, tandis qu'il serait, pour ainsi dire, le promoteur de leur résurrection.

Une objection très-sérieuse à ce système de traitement, c'est qu'il ne s'applique qu'aux hommes et même qu'aux jeunes gens. S'il est efficace, c'est déjà beaucoup de pouvoir l'appliquer à près de la moitié des malades; et l'âge mûr est bien moins exposé à cette maladie que la jeunesse. Quant aux jeunes filles, un semblable voyage serait bien difficile pour elles. La vie de mer est tellement en dehors de leurs habitudes, de leurs aptitudes, qu'elles ne pourraient pas, à beaucoup près, profiter de tous ses avantages. Si pourtant quelques-unes peuvent voyager en famille (et à quoi une mère ne se résigne-t-elle pas pour sauver sa fille !), certainement, elles pourront en tirer profit. Je n'ai du reste à citer aucun exemple qui puisse m'inspirer la même confiance que pour les jeunes garçons. Sans vouloir demander l'impossible, en cherchant à combattre des antipathies le plus souvent insurmontables, je me considérerais déjà comme très-heureux, si, persuadés par mes conseils, les jeunes gens faisaient les voyages que je leur recommande. Je présume bien qu'à leur retour ils se moqueraient un peu du médecin, et diraient : « Voyez donc comme je me porte, on m'a pourtant condamné comme phthisique. Croyez donc à la médecine après cela ! » Mais qu'importe ce qu'ils diraient s'ils étaient guéris ! Cette idée est si simple, si pratique, d'une exécution si facile, qu'en vérité, je m'étonne qu'elle n'ait pas été exécutée déjà par les Anglais, quand je pense surtout qu'ils en ont si grand besoin, et qu'ils reculent si peu devant une excentricité, alors qu'elle doit leur être profitable.

4° *Littoral de la mer :* Si le littoral de la mer prévenait l'invasion de la phthisie, nous devrions rencontrer moins de phthisiques dans les pays limités par la mer que dans ceux de l'intérieur des continents. L'Angleterre, par exemple, devrait jouir, à cause de sa position, d'une certaine immunité. C'est le contraire qui a lieu. La même remarque a été faite pour quelques villes voisines de la Méditerranée, dont la température est pourtant très-douce. Le littoral, en tant que littoral, ne paraît donc pas avoir une influence appréciable sur l'invasion de la maladie. Si, au contraire, on l'étudie comme siége de traitement, on lui en reconnaît une bien manifeste. Des phthisiques envoyés sur les rives d'une baie bien ouverte aux vents du large, bien abritée des vents de terre, bien exposée au soleil, avec une végétation suffisante pour parer aux excès de la chaleur, et située à quelques degrés au sud du point d'où ils sont partis, seront évidemment dans de bien meilleures conditions que s'ils étaient allés dans un point de l'intérieur dont l'exposition, la latitude et la température seraient les mêmes. Des statistiques faites dans les hôpitaux maritimes qui reçoivent des malades de diverses provenances, prouvent qu'il meurt beaucoup moins de phthisiques dans les établissements du sud que dans ceux du nord. D'où il suit que le littoral de la mer, surtout quand il s'y rencontre une température convenable, peut avec raison être conseillé dans le traitement de la phthisie.

CHAPITRE QUATRIÈME.

Traitement.

La liste est longue des médicaments que je viens de passer en revue, et cependant j'en ai passé sous silence, voulant m'attacher surtout à ce qui devait nous venir en aide. Comme on le voit, ce ne sont pas les armes qui manquent pour combattre l'ennemi. Pourquoi sortons-nous si rarement vainqueurs de la lutte? Tout simplement parce que nous l'engageons trop tard. La grande condition de succès c'est la promptitude, c'est l'opportunité. J'insiste sur ce point, bien que chacun en reconnaisse l'importance, parce qu'en même temps chacun le néglige et l'oublie. On n'est qu'indisposé; on n'a qu'un rhume dont la cause est connue, dont la durée sera d'un jour, et puis on le soignera demain. Et voilà comme, de demains en demains, on ne se décide à combattre, qu'alors que l'ennemi a pris tous ses avantages, qu'il est en plein dans la place, qu'il y est terrible, inexpugnable, qu'il s'attache à sa victime comme la bête fauve à la proie qu'il va dévorer.

Mais s'il faut se hâter d'agir, il faut aussi agir avec méthode. C'est à exposer la meilleure, la seule que je crois bonne, que je vais consacrer ce qui me reste à dire. Il me faut un peu débrouiller le chaos. J'ai à puiser dans l'arsenal où les armes sont entassées, à les remuer toutes, à en dérouiller quelques-unes, à en négliger d'autres, malgré leur fraîcheur et leur éclat. Je mettrai donc à contribution tous les systèmes de traitement, sans attacher une importance exagérée aux idées spéculatives. Et d'abord, que reste-t-il de tous les spécifiques tant préconisés? Rien. Mais du moins est-il probable qu'on en puisse découvrir un? Est-ce possible? Je ne le crois pas. Contre une maladie due à un empoisonnement miasmatique ou virulent, la fièvre d'accès, la syphilis, la morsure de serpent, la rage, etc., l'idée de spécifique est admissible; il est raisonnable de le chercher. On peut encore à la rigueur l'espérer pour les affections diathétiques, dans lesquelles des phénomènes de même nature se produisent dans tous les points de l'économie (scrofules, cancer, etc.), mais dans une maladie qui dépend des circonstances dans lesquelles l'homme est né, du milieu dans lequel il vit, de la disposition anatomique de ses organes, de sa profession, de presque tout enfin; quel protée pourrait combattre à lui seul tant de causes diverses? La recherche d'un spécifique serait donc ici, je crois, la recherche de la panacée universelle.

De ce qu'on doit renoncer à l'idée d'un agent jouissant d'une égale efficacité dans toutes les circonstances, s'ensuit-il qu'il faille renoncer à l'espoir de guérir? Loin de là. Les guérisons spontanées, les quelques succès dus à des méthodes diverses, répondent victorieusement à cette désespérante proposition. Suivons l'ordre naturel dans notre traitement, attaquons d'abord le mal dans sa source en montrant les dangers des unions mal assorties, combattons toutes les complications à mesure qu'elles se présentent, ou mieux encore prévenons-les quand nous pourrons; plaçons le malade dans des conditions telles que la respiration, malgré la défectuosité de ses organes, devienne suffisante; enfin guérissons les lésions déjà existantes, et bientôt l'équilibre pourra se rétablir, la santé pourra redevenir aussi belle que si la vie n'eût jamais été en danger.

Le traitement dont nous avons encore à nous occuper n'est que le corollaire de tout ce qui précède. Comme nous l'avons déjà dit, il devrait commencer même avant la conception. Il entrerait alors dans les attributions du médecin législateur. Mais combien la tâche serait difficile! Qui oserait commander l'accouplement des hommes comme on le fait pour celui des animaux? Les convenances organiques et constitutionnelles le cèderont toujours aux convenances sociales, aux caprices de la fortune, aux entêtements des familles, aux inclinations du cœur. Que faire alors? Redire ce qu'on a déjà dit tant de fois : Que la jeune fille qui se marie avant dix-huit ou vingt ans, se marie trop tôt; que l'homme doit en avoir vingt-cinq au moins; que la différence d'âge entre les époux ne doit pas être de moins de six ou huit ans, et de plus de quatorze ou quinze; que l'homme aux muscles athlétiques peut seul épouser impunément la jeune fille chétive et nerveuse à l'excès; qu'au tempérament lymphatique il faut unir un tempérament bilieux; que les scrofuleux et les rachitiques doivent garder le célibat, ainsi que ceux dont une affection virulente a profondément altéré la constitution. Il faut dire tout cela, et bien autre chose encore; mais seulement pour l'acquit de sa conscience, et s'attendre à ne pas être écouté.

§ 1er. — *Enfance.*

L'invasion de la phthisie est rare dans l'enfance. Aussi le traitement est-il d'ordinaire purement prophylactique. Il n'en commence pas moins avec la vie. Si l'hérédité imprime à l'enfant une grave prédisposition, si l'habitation doit provoquer l'invasion du mal, etc., nous aurons à veiller :

1° Au choix de la nourrice ;

2° Au changement de pays ou au moins d'habitation ;

3° A l'alimentation ;

4° Aux exercices, ou plutôt, dans ce bas-âge, aux manœuvres (frictions, massage, etc.) destinées à redresser et développer les organes ;

5° A la médication au moment où on juge convenable de la commencer.

C'est ici de la médecine générale. Chaque praticien la fait dans la mesure de son instruction, de son tact, de ses convictions médicales. Je n'ai rien à en dire, sinon que nous devons toujours agir en vue de prévenir la maladie que nous craignons dans un avenir plus ou moins éloigné. Qui ne sait, par exemple, qu'on a pu élever des enfants provenant d'unions mal assorties ou de parents malades, et dont les frères aînés étaient morts en bas-âge, grâce à ce qu'aussitôt nés, ils étaient conduits dans des pays mieux adaptés à leurs besoins ? C'est donc là une prescription utile et sage, pourvu toutefois qu'on se ménage des étapes pour l'avenir. En effet, à mesure que l'enfant grandira, peut-être vous faudra-t-il le conduire dans des pays de plus en plus chauds, et comment le feriez-vous, si du premier coup vous l'aviez mené à l'extrémité du rayon que vous pouvez parcourir ? plus tard il ne devra revenir à son point de départ qu'avec de grandes précautions, pas à pas, et quand l'âge et la santé l'y autoriseront bien.

On peut déjà administrer les huiles, les toniques, les iodures, les phosphates, les bains salés, alcalins, gélatineux, etc., selon les indications ; mais il ne faut le faire qu'avec une grande prudence, et se souvenir que dans l'enfance surtout le précepte le plus important est de ne pas contrarier les efforts de la nature, de ménager la délicatesse des organes, enfin de ne pas trop médicamenter.

Si j'avais besoin de faire ressortir les avantages du séjour dans une atmosphère chaude, sèche, pure, éclairée, etc., pour l'enfance, je rappellerais l'exemple des animaux qui ne deviennent jamais phthisiques à l'état sauvage, et dont les jeunes surtout contractent cette maladie dans l'esclavage d'autant plus vite que les conditions hygiéniques sont plus mauvaises.

§ 2e. — *Adolescence.*

Déjà la maladie est un peu moins rare. Cependant c'est encore aux prédispositions que l'on a le plus souvent affaire. La marche à suivre sera la même sous le rapport de la médication, si ce n'est qu'elle pourra être plus active. On doit en outre insister spécialement sur les changements de climat, la gymnastique et l'alimentation. En première ligne se place le choix de l'établissement où doit se faire l'éducation. Il est si facile d'envoyer son fils étudier ici plutôt que là, et cette circonstance a une si grande importance, qu'on doit y subordonner les convenances de famille, d'affaires, etc. Les voyages, dont la durée et la fréquence seront variables, doivent être effectués dans des pays de montagnes couvertes de bois, d'où s'exhalent des parfums balsamiques. C'est à cette époque un exercice très-salutaire, en même temps qu'une épreuve servant à constater les résultats obtenus depuis que le traitement est commencé. Les bains de mer, et surtout le séjour sur le littoral maritime, sont de rigueur pendant une grande partie de la belle saison. Les promenades sur la plage, les jeux sur le sable, l'exposition au soleil, aux inhalations de l'air marin, même par une brise assez fraîche du large, pourront produire d'abord quelques petites irritations locales (coryza, bronchite); mais bientôt ces accidents passagers disparaîtront pour faire place à une amélioration progressive assez rapide. On profitera du séjour sur les bords de la mer pour donner une nourriture spéciale et abondante, où figureront surtout les coquillages maritimes et quelques poissons. La gymnastique sera dirigée de manière à développer les organes qui sont restés en souffrance. C'est à cette époque surtout que l'enfant ne doit pas laisser passer un seul jour sans se suspendre à son trapèze. Ses séances devront lui être offertes comme des jeux. Leur durée, leur fréquence, devront être calculées d'après les forces, et graduées selon les besoins du traitement. On ne manquera pas de faire entrer pour une grande part dans les études le chant, la lecture à haute voix, la déclamation, etc.

La mère qui ne veut pas se séparer d'un enfant faible pendant son éducation, peut, au lieu de le mettre en pension, l'accompagner partout où besoin en est, et veiller elle-même à ce que les prescriptions soient fidèlement exécutées. C'est pour son fils une condition de succès de plus.

Les chances de guérison sont loin d'être aussi nombreuses pour les pauvres. Tous déplacements coûteux leur sont formellement interdits, aussi bien que les bains de mer, s'ils habitent l'intérieur, et la gymnastique, et la nourriture spéciale, et presque tout ce qu'on pourrait leur prescrire. Pourtant les parents pourront encore faire beaucoup pour leurs enfants, s'ils ne sont pas retenus par une affection irréfléchie et mal entendue. Ils pourront d'abord les envoyer en nourrice à la campagne et les y laisser le plus possible, trois, quatre, cinq ans même. Vers dix ou douze ans, si quelques symptômes précurseurs se développent, l'enfant devra retourner où se se sont écoulées ses premières années. On ne peut pas payer de pension pour lui, c'est vrai ; mais ne pourrait-on pas lui trouver un emploi qui le ferait vivre? Le travail des champs, loin d'être nuisible, est avantageux aux enfants. Et ne vaudrait-il pas mieux cent fois pour lui qu'il passât quelques années, fût-ce même à garder des vaches ou des dindons, que de s'étioler dans un logement étroit, sombre et humide, que d'abuser de dispositions habituellement précoces, dans une école où les enfants sont entassés, que de courir à une démoralisation hâtive dans la société des gamins des grandes villes? Il sera moins savant, c'est vrai ; mais il sera mieux portant. On lui préparera des sensations moins délicates, des mœurs moins élégantes, mais un corps plus robuste, une vie plus longue et mieux remplie.

Déjà à cet âge on pourrait embarquer comme mousses les enfants dont la santé inspire des inquiétudes. Mais il faudrait que ces enfants, en général faibles, fussent traités avec ménagements, et fissent certains voyages à l'exclusion de tous autres. Ceux des Antilles par exemple, ou ceux de la Méditerranée. Les voyages dans les régions froides ne manqueraient pas au contraire de leur devenir funestes.

Ici la médication peut et doit même devenir plus active encore. Le phosphate de chaux, les hypophosphites alcalins, le noyer, etc., attaqueront le rachitisme, comme l'iode et les iodures, celui de potassium surtout, devront, grâce au temps et à de fortes doses, avoir raison de ces symptômes fallacieux dont l'aspect varie, mais dont la cause remonte à une souche infectée de maladie virulente. L'indication du sel commun commence, mais à petites doses seulement.

§ 3e. — *Jeunesse.*

C'est pour ainsi dire l'époque d'élection pour l'invasion de la maladie, surtout chez les jeunes filles au moment de devenir nubiles, chez les jeunes femmes après un ou deux accouchements. C'est donc à cette époque que le médecin doit redoubler d'efforts, que la médecine doit redoubler d'énergie, qu'on doit mettre en jeu tous les moyens dont l'efficacité a été démontrée par l'expérience, ou entrevue par la théorie.

Aux symptômes qui existaient déjà se joignent ceux qui indiquent la présence des tubercules crûs dans les poumons. La maladie proprement dite commence. Elle n'est qu'à sa première période c'est vrai, mais enfin elle existe, et il va devenir d'autant plus difficile de la détruire qu'on agira à une époque plus éloignée de son invasion. Quelquefois le diagnostic est obscur; on hésite à le porter ; on doute. Souvent même on croira, en cas de guérison, s'être trompé. Mais qu'importe après tout l'incertitude? Quel mal peut-il résulter du traitement? aucun; et quel bien? un bien immense. Agissons donc ; l'hésitation serait une faute; l'inaction, presqu'un crime de lèse-humanité.

C'est à cette époque surtout que s'appliquent et l'émigration et les voyages.

L'émigration appliquée en grand, comme mesure d'économie sociale, au traitement de la phthisie pulmonaire, pourrait donner les plus beaux résultats. Avec une population pauvre et souffreteuse, appelée à mourir demain, dont on émonderait la mère patrie, elle formerait une population saine, robuste, habile au travail et apte à produire des rejetons vigoureux. Il suffirait pour cela de la provoquer dans un pays relativement chaud et sec. L'Australie offre sous ce rapport les conditions les plus favorables, et l'Angleterre, en supposant qu'elle cesse d'en faire son pénitencier, devrait la conserver comme terre de restauration. Tous les phthisiques de vingt à trente ans, des deux sexes et dans la première période de la maladie, pourraient, après y avoir passé vingt autres années, en revenir avec santé et fortune, double résultat qu'on poursuit si souvent sans pouvoir l'atteindre.

Pour nous, l'océan pacifique nous offre aussi tant d'îles dont le climat vaut celui du continent australien, qu'il nous suffirait de jeter un coup d'œil sur la carte pour choisir vite et bien. Ma voix est bien faible, et son écho ne retentira jamais jusqu'aux sommités de l'échelle sociale. Si pourtant j'avais chance d'être entendu, voici ce que je dirais : « Vous désirez, sans « doute, favoriser l'amélioration de la race humaine en France ; « et en vérité, elle a besoin qu'on y pense. Vous voulez neutra- « liser autant que possible l'effet funeste de l'agglomération « des populations ouvrières dans les villes. Un des rares moyens « que vous en ayez, le meilleur peut-être, c'est l'émigration « de la jeunesse phthisique. Favorisez-la donc par vos conseils, « par l'offre de passages gratuits sur des navires bien aména- « gés, par l'attrait d'un pays fertile et salubre, par l'espérance « d'une prochaine guérison. Et toute cette jeunesse aujourd'hui « maladive et condamnée à propager un mal incurable pour « s'éteindre misérablement quelques jours après, ira puiser une « vie nouvelle sur ces terres qu'on a si justement appelées Iles « fortunées. Bientôt exubérante de santé et de bonheur, elle « vous bénira. Elle créera à votre gloire et à la gloire de la mère « patrie, une fille vigoureuse, une France nouvelle. » Ces miracles de régénération, on les obtiendrait au prix de sacrifices bien minimes, comparés à ceux qu'on s'impose pour soutenir ces luttes homicides qui font tant de mal pour produire si peu de bien.

Dans l'état actuel des choses, nous pourrions jusqu'à un certain point remplacer à Alger l'Eldorado que je viens de rêver. Je ne connais pas l'Algérie pour l'avoir visitée. Mais par ce que je sais de son climat, par ce que raconte l'histoire de son ancienne civilisation, par l'immunité relative dont jouissent la Grèce et l'Egypte, par la présence des affections paludéennes, je crois pouvoir affirmer que l'Algérie, en même temps qu'elle nous enrichira un jour des produits de son sol et de son industrie, pourrait aussi nous rendre de grands services sanitaires.

Les voyages sur mer, faits dans des navires appropriés aux exigences d'un traitement bien fait, ne le cèdent pas en efficacité à l'émigration. Ils ont même sur elle l'avantage de laisser l'espoir d'un retour plus prochain dans la patrie. Mais ils ne s'appliquent, comme je l'ai déjà dit, qu'à un petit nombre de malades, aux jeunes gens riches. L'émigration, au contraire, s'adresse aux deux sexes et à toutes les classes de la société. Les jeunes gens pauvres pourraient cependant s'embarquer comme novices sur des navires marchands faisant leurs voyages dans des contrées chaudes, et ils en retireraient de grands avantages.

Maintenant supposons l'impossibilité absolue de l'émigration et des voyages sur mer, que nous reste-t-il pour les remplacer? rien pour les pauvres que les soins si souvent inutiles de nos hôpitaux, mais un traitement en général suffisant pour les gens aisés.

Divisons d'abord l'année en deux parties, la belle et la mauvaise saison.

1re *Partie* : Saison des bains de mer, variant de trois à cinq mois selon la station. Où pourrons-nous rencontrer les conditions les plus analogues à celles que réalisent l'émigration et les voyages, si ce n'est sur le littoral maritime ? Toutes les stations de bains de mer de l'océan à partir de la Loire jusqu'à l'Espagne, toutes celles de la Méditerranée présenteront donc aux phthisiques et surtout à ceux de la zone centrale et de la zone septentrionale de la France les conditions requises pour un traitement rationnel.

1° Température plus douce que celle du point de départ, sans être extrême comme celle de l'intérieur.

2° Pression atmosphérique sensiblement la même que sur mer, bien que plus variable que sous les tropiques.

3° Pureté de l'air suffisante, surtout par les vents venant du large.

4° Présence des substances salines et organiques de l'eau de mer dans l'air marin, et par suite, respiration d'un air médicamenteux.

5° Possibilité de prendre des bains de mer quand la gravité de la maladie n'y met pas obstacle. — Possibilité aussi de respirer l'air saturé d'eau de mer à l'aide d'appareils pulvérisateurs.

6° Facilité de se procurer une nourriture succulente où les viandes grasses, les coquillages et certains poissons auront une large place.

7° Enfin distractions, promenades, gymnastique, plaisirs de toute sorte que la saison des bains provoque, et qui mettent les malades dans les conditions les plus favorables.

2e *Partie de l'année* : Une fois l'été passé, le mieux serait de l'aller chercher ailleurs. De cette manière et s'avançant progressivement et sans secousses vers le midi on ne modifierait pas sensiblement les conditions où on se serait placé d'abord, et on continuerait son traitement sans interruption jusqu'à la guérison, pour ne regagner le nord qu'avec les mêmes précautions et par de petits déplacements répétés avec la même prudence. Mais je suppose que les devoirs de la famille, les besoins de la position, toutes les exigences de la vie enfin, condamnent les malades à revenir en hiver dans la ville où ils prirent le germe de leur maladie. Les rechutes sont bien à craindre. On aura vite reperdu le terrain gagné. Le mal semblera marcher d'autant plus vite qu'il aura eu plus de temps d'arrêt. Il y aurait un moyen de parer aux dangers de la ville et de l'hiver ; un moyen d'attendre, tout en se soignant, la belle saison de l'année suivante ; ce moyen le voici : Habiter une jolie villa à quelques kilomètres du centre de la population. La façade principale du bâtiment serait exposée au midi. En avant se développerait un grand et beau jardin d'hiver dont la végétation variée contribuerait, en récréant la vue, à purifier et à parfumer l'atmosphère. On aurait là un climat à température constante dans tous les points de l'établissement. Ce serait un climat artificiel, c'est vrai, mais enfin, le milieu serait vaste ; l'air en serait continuellement renouvelé ; la pureté, l'état hygrométrique, etc., seraient l'objet de soins constants. On y créerait un printemps continuel ; on en ferait un monde en raccourci. L'horizon s'arrêterait à la cloison vitrée. La vie y serait limitée, mais suffisamment remplie pour ne pas laisser germer le désir de franchir les frontières de ce petit empire. Je ne suppose pas qu'un pareil établissement soit à l'usage d'un seul malade. Car à part l'argent qu'il faudrait pour le créer, l'ennui l'aurait bientôt transformé en prison. Je le voudrais pour quarante ou cinquante jeunes filles. Elles y vivraient d'une vie commune ou d'une vie isolée, selon leurs goûts. Elles cultiveraient les fleurs, feraient de la gymnastique, danseraient, chanteraient, joueraient des proverbes, etc., et attendraient très-patiemment, grâce à leurs nombreuses distractions, le jour où elles pourraient reprendre leur vol vers les bords de la mer.

A cette époque et dans cette période de la maladie, la médecine, je l'ai dit déjà, doit redoubler d'énergie. La médication dont j'ai déjà parlé doit être continuée et variée selon les indications. C'est surtout alors, qu'il faut administrer le sel commun d'après la méthode de M. Amedée Latour, et que les inhalations d'air chargé d'eau de mer sous pression doivent être prises une, deux et même trois fois par jour, en séances de dix à quinze minutes. Les révulsifs sont indiqués par tous les auteurs. Sans les proscrire complétement, nous devons nous souvenir qu'ils augmentent l'amaigrissement, et surexcitent le système nerveux. Pour moi je choisis de préférence ceux qui produisent une révulsion passagère (huile de croton, pommade stibiée, emplâtre de poix de Bourgogne, vésicatoires volants), et j'ai à peu près complétement abandonné les sétons et les cautères, même ceux au caustique de Vienne. C'est alors qu'on peut aussi employer le chlore ou plutôt l'iode en inhalations comme substitutif. Mais quelle discrétion ne devons-nous pas mettre dans l'emploi de cette substance héroïque!

§ 4e. — *Age mûr.*

La phthisie redevient plus rare vers la partie moyenne de

la vie pour n'être plus qu'une maladie exceptionnelle dans la vieillesse. Les chances de guérison augmentent en général avec l'âge, de sorte que, en supposant que la médecine, sans être pour rien dans la guérison, ne fît que prolonger les malades, elle n'en serait pas moins utile, puisque les efforts de la nature seraient de plus en plus efficaces. J'ai besoin du reste de m'expliquer au sujet de la coïncidence que j'ai eu l'air d'admettre entre un certain âge et un certain degré de gravité de la maladie. Je ne veux pas dire pour cela qu'à tel âge correspond nécessairement telle phase du mal. Il est bien entendu au contraire que la phthisie peut parcourir et parcourt en effet toutes ses périodes, soit dans l'enfance, soit dans l'âge mûr, soit dans la vieillesse. C'est donc seulement pour la facilité de l'exposition que je suppose à la maladie la marche que j'indique.

J'arrive donc à la période où les tubercules se ramollissent, se fondent et laissent à leur place les vides nommés cavernes. Nous sommes loin, comme on voit, du traitement préventif. Nous sommes en présence d'immenses désordres dans l'économie. A part les foyers d'où jaillit du putrilage nageant dans des flots de sérosité ; à part l'absence d'organe chargé d'exécuter une fonction indispensable à la vie, où le tissu est remplacé par la caverne dont le nom seul inspire l'effroi, nous avons à combattre des accidents généraux tels, que souvent le courage nous manque et que nous nous demandons si nous pourrons encore agir utilement. L'expérience a prouvé pourtant qu'on peut encore sortir vainqueur de ce combat hasardeux. Le dévoiement, la bronchorrhée peuvent se tarir, les sueurs et la toux céder à la médication, l'amaigrissement se dissiper sous l'influence des huiles, enfin les cavernes se cicatriser, et la guérison devenir aussi complète que le permet l'état de poumons qui ont perdu une partie de leur parenchyme.

Il ne faut pas cependant se dissimuler la difficulté de la tâche, et pour le médecin et pour la nature elle-même. Ils sont bien rares les cas où, après avoir constaté la présence de plusieurs cavernes, nous arrivons à bonne fin, et cette pensée devrait nous faire redoubler d'efforts pour empêcher les malades d'en arriver là. Elle devrait surtout pousser ceux-ci à nous consulter plus tôt qu'ils ne le font habituellement.

Une fois l'état bien constaté, nous avons à recommander, avec une autorité plus impérieuse que jamais, la médication déjà prescrite. Il est bien entendu que nous devons toujours remédier au plus pressé, en attaquant d'abord les symptômes les plus graves.

Au milieu de tous les soins que réclament et le poumon lui-même, et les bronches, et le larynx, et l'estomac, et les intestins, et presque tous les organes, nous ne devons pas perdre de vue ce précepte qu'il faut toujours chercher à compléter l'artérialisation du sang. Nous choisirons donc, de préférence à tout autre, le régime le plus fortifiant, la médication qui devra enlever le moins de force. Nous reviendrons aux huiles avec une nouvelle ardeur, en changeant leur nature et leur mode d'administration pour les faire mieux supporter. Nous emploierons surtout le sel avec constance et en nous tenant aux doses les plus élevées. Les coquillages marins deviennent presque un médicament à cette époque. J'ai vu un amendement très-sensible dans la toux et dans la diarrhée, je n'ose dire par l'usage, mais en même temps qu'on faisait usage de soupe aux moules une ou deux fois par jour. Du reste, ici plus que jamais se montre le double rôle de la médecine, consistant à combattre les symptômes concomitants, les affections intercurrentes, et attaquer la maladie elle-même et dans ses effets, et dans sa cause, si toutefois on le peut encore.

Déplacerons-nous le malade arrivé dans un tel état de gravité? Oui; mais nous le ferons avec plus de prudence que jamais. C'est à présent surtout qu'il est important de pratiquer le système d'étapes dont j'ai déjà parlé. De Paris nous le conduisons, je suppose, au midi de la France. Quand le mieux procuré par ce premier déplacement cesse de se manifester, nous le conduisons en Italie, en Grèce, dans notre Afrique, en Égypte, et, pour dernier terme de la route, à Madère ou dans une des îles Canaries. Le déplacement pratiqué de cette manière aura des effets prolongés; chaque changement de lieu apportera son bénéfice. Et si la passion du retour ne tourmente pas trop tôt le malade, nous pourrons encore lui procurer une solide guérison. Une affection concomitante fréquente, qui fatigue et préoccupe beaucoup les malades, doit aussi appeler spécialement notre attention, c'est la bronchite catarrhale. Cette complication réclame l'usage des balsamiques, et surtout celui des eaux sulfureuses. Nous enverrons donc les malades de cette catégorie aux bains sulfureux, et, après leur saison de bain, nous leur conseillerons, selon le degré d'amélioration obtenu, ou de s'approcher un peu plus du midi, ou d'aller tout simplement s'installer sur le bord de la mer pour compléter la cure. Dans tous les cas, bien qu'ils habitent le littoral, les malades ne prendront les bains de mer que dans les cas exceptionnels. Ils seront là surtout pour jouir des avantages de l'air marin et des inhalations d'eau fraîchement puisée.

Les voyages sur mer sont encore indiqués. Ils le sont toujours, mais on doit aussi les faire précéder d'une saison d'eaux sulfureuses. Quant à celles-ci, elles doivent être administrées, en outre des modes consacrés par l'usage, en inhalations au moyen de la pulvérisation. On a bien fait une objection sérieuse à ce mode d'administration, en disant que l'eau n'arrivait qu'en très-petite quantité dans les bronches; mais qu'importe, pour si peu qu'il en arrive à la fois, on obtiendra toujours un résultat suffisant en multipliant et prolongeant les séances.

Je le répète, tout ce qui est prescrit au début de la maladie, doit l'être encore quand elle met la vie en danger; mais l'état étant plus grave, les mesures doivent être plus radicales. On ne doit pas remettre au lendemain pour exécuter les prescriptions, fussent-elles de partir immédiatement pour un long voyage.

RÉSUMÉ ET CONCLUSIONS.

En résumé, si, comme j'ai cherché à le prouver, la cause essentielle de la phthisie gît dans le défaut d'artérialisation du sang, l'indication capitale du traitement consiste à augmenter cette artérialisation,

1° En attaquant la cause de la maladie dans ses prédispositions, dans ses complications et dans ses réactions chimiques;

2° En mettant le malade à même de se suffire avec un organe fonctionnant d'une manière incomplète.

Les moyens que nous avons à notre disposition pour arriver à ce résultat sont hygiéniques et thérapeutiques.

Les premiers consistent à placer les malades dans des conditions plus favorables. Pour y arriver, nous pouvons avoir recours :

1° A l'émigration définitive;

2° Aux longs voyages sur mer;

3° Aux déplacements successifs, mais toujours prolongés;

4° Au séjour sur le littoral maritime dans la belle saison;

5° A l'habitation dans des établissements où les conditions

hygiéniques que nous cherchons soient créées artificiellement.

Les trois premiers moyens, à cause de leurs exigences, ne seront, en général, adoptés qu'alors que la gravité de la maladie les réclamera impérieusement. Les deux autres, moins absolus, seront presque toujours suffisants si la maladie n'est qu'à son début, à plus forte raison quand elle ne sera encore que pressentie.

Les moyens thérapeutiques se composent de tous les médicaments que nous avons passés en revue. Parmi eux, un seul attaque directement la cause de la maladie, et pourrait être regardé comme spécifique, si un spécifique était possible, c'est le chlorure de sodium. Or, son action sur le sang nous conduit naturellement à admettre une augmentation dans son efficacité, si nous le faisons arriver directement sur la muqueuse des bronches, de là l'importance des inhalations. Loin de moi cependant l'idée de nier la nécessité des autres médicaments, tels que iodure, phosphates, sulfureux, huiles, etc. Je crois, au contraire, que dans presque tous les traitements, on devra faire appel à un ou plusieurs d'entre eux.

De cette étude, que j'ai faite aussi complète que possible, je crois pouvoir tirer les conclusions suivantes :

Oui, la phthisie est curable, mais son traitement doit être long et inflexible ; mais on doit détruire d'abord les prédispositions; mais on doit guérir les maladies qui la compliquent; mais enfin l'efficacité du traitement dépend de l'époque où on le commence, de la régularité avec laquelle on le suit, et du temps qu'on y consacre.

Persuadés de la curabilité de la phthisie, les médecins doivent entrer hardiment en lutte avec elle ; mais en même temps persuadés de la difficulté de la tâche, ils doivent tout tenter pour faire accepter leurs conseils prophylactiques.

De leur côté les malades, et surtout leurs parents, doivent se hâter d'agir. Plus tôt les soins viendront, moins ils devront durer. Et quels que soient les sacrifices qu'on s'impose en temps opportun, ils sont bien moindres que ceux que prépare une coupable indifférence.

Ici se termine un travail que je voulais faire de quelques pages seulement, et que le lecteur trouvera peut-être beaucoup trop long. Je voulais l'accompagner d'observations; mais une grande raison m'engage à en remettre la publication. Ces observations, probantes pour moi, n'auraient pas pour les autres toute la rigueur qu'on pourrait réclamer d'elles. J'attendrai donc que des malades examinés par des hommes considérables, avant et après le traitement, puissent me fournir des arguments irrécusables; et j'espère pouvoir bientôt appuyer mes opinions de preuves dont personne ne contestera la valeur.

On m'accusera peut-être d'avoir rêvé des utopies, d'avoir avancé des paradoxes, et d'avoir redit des vérités qui courent les rues. Quant aux premiers reproches, je m'en consolerai en pensant que presque toutes les vérités ont commencé par avoir cette réputation dans le monde. Pour ce qui est d'avoir répété ce qui a été déjà dit par d'autres, si de ces redites il doit sortir quelque profit pour l'humanité, j'aurai encore à me féliciter de l'avoir fait.

Au moment où mon travail était déjà confié à l'impression, j'ai eu la bonne fortune de lire la *note de M. A. Latour sur le traitement de la phthisie pulmonaire*. Bien que ce mémoire date de quatre ans, je ne le connaissais pas et n'avais qu'une idée incomplète de la méthode de ce savant confrère. Avant tout, médecin praticien, je suis loin, par suite des exigences de la clientelle, de pouvoir étudier les produits journaliers de la littérature médicale, quelle que soit leur importance. Aussi est-ce surtout d'après les observations de ma pratique navale que j'ai formulé mon traitement de la phthisie.

Dans son remarquable mémoire M. A. Latour conseille comme médicament principal le chlorure de sodium employé par voie indirecte, c'est-à-dire animalisé par son passage dans le lait de chèvre nourrie d'aliments salés. J'ignore si l'expérience a prononcé sur les avantages de ce mode d'administration ; mais pour mon compte j'ai toujours employé le sel en dissolution, et aujourd'hui encore, édifié par les dernières discussions de l'Académie sur la médication indirecte, je conserve une opinion basée sur l'action chimique du sel sur le sang. En effet, qu'arrive-t-il au sel quand il passe dans les sécrétions de la chèvre?

Ou il reste à l'état de chlorure sodique, et alors je vois un inconvénient à lui faire prendre un chemin de traverse qui rend son dosage très-difficile, sinon impossible tout à fait; ou, au contraire, il est transformé en un autre sel de soude, et alors j'ignore si ce nouveau composé présentera les avantages du premier, et je repousse encore, jusqu'à ce que l'expérience ait prononcé en dernier ressort, la méthode indirecte pour m'en tenir à une simple dissolution à doses bien déterminées, soit dans le lait de chèvre, soit, selon les indications, dans un autre véhicule.

Si du reste je préfère le sel commun aux autres sels alcalins, c'est que l'expérience a déjà prononcé en sa faveur et que son usage habituel comme assaisonnement en rend la saveur plus familière aux malades, et par suite l'administration plus facile.

Pour ce qui est du sel marin en inhalations, je l'emploie depuis très-peu de temps, mais je le conseille en toute confiance. Pour moi ce n'est pas une nouveauté ayant besoin de faire ses preuves. C'est la reproduction d'un phénomène naturel, c'est au moins l'imitation de ce que produit le brisant sur le rocher ou sur le flanc du navire au profit du phthisique assez heureux pour respirer l'air chargé d'eau de mer.

A propos des voyages sur mer, j'ai lu, je puis dire avec bonheur, ce qu'en dit M. A. Latour, comme aussi ce que rapporte M. Rufs des phthisiques européens allant trouver aux Antilles une guérison facile, grâce ou plutôt malgré tous les écarts de régime possibles. Ces faits me prouvent que mes propres observations ne m'avaient pas trompé. J'y vois que le jour où on voudra mettre en pratique sérieusement et en temps opportun le précepte de l'émigration on améliorera immédiatement les conditions hygiéniques de la vie des malades et on aura toutes chances de les guérir.

Je craignais d'être accusé, à propos de quelques propositions et en particulier de celles relatives à la profession de matelot, dénoncer des vérités banales. Il paraît au contraire que bon nombre de médecins sont loin de partager mon opinion. Il est pourtant bien avéré pour moi que le matelot qui voyage dans les conditions que j'ai indiquées, malgré ses rudes travaux, malgré les privations et les péripéties auxquelles il est soumis, loin d'être exposé aux atteintes de la phthisie se trouve, au contraire, dans les circonstances les plus favorables à la guérison de toutes les maladies des organes respiratoires et de la phthisie en particulier.

Grâce aux inhalations des eaux médicamenteuses et surtout de l'eau de mer et de la dissolution du sel marin, je me plais à croire que le traitement de la phthisie est entré dans une ère nouvelle et que les guérisons cesseront d'être de rares exceptions. Sans vouloir vanter un instrument au détriment de tout autre, j'ai besoin de répéter que le *néphogène* de M. Mathieu, modifié ainsi que je l'ai dit dans le cours de mon mémoire, remplit toutes les conditions désirables.

Grâce à la prise d'air particulière, le fluide respiré est porté la température que l'on juge nécessaire; et le manchon métallique rend la pression constante, empêche la poussière aqueuse de mouiller le malade, et conduit aux bronches le plus possible de l'agent thérapeutique. Je ne puis considérer comme sérieux le reproche qu'on lui ferait d'envoyer de l'air dans les poumons, quand je vois que cet air, agent indispensable de la respiration, y arrive avec continuité, toujours également chargé de parties liquides, sans secousses et sans provoquer la plus petite quinte de toux. Les malades, au lieu d'en éprouver la moindre incommodité, respirent au contraire plus largement et ressentent un bien-être immédiat. Chaque séance d'inhalation peut se prolonger pendant 15 minutes, et tout me porte à espérer que les résultats définitifs seront aussi heureux qu'on peut les désirer.

Paris. — Imp. BAILLY, DIVRY et Ce, place Sorbonne, 2.

www.ingramcontent.com/pod-product-compliance
Lightning Source LLC
LaVergne TN
LVHW021524140926
848035LV00047B/1184